Dieta Vegetariana

Una guía completa para preparar deliciosas recetas
veganas sin gluten

(Recetas veganas saludables para bajar de peso)

I0135110

Emmanuel Erickson

TABLA DE CONTENIDOS

Introducción

La dieta se refiere a la colección conscientemente regulada de sustancias alimenticias que un organismo vivo consume regularmente. Existen numerosas variedades de dietas. Con esta publicación evaluaremos dos de ellos y proporcionaremos al lector información suficiente para que se forme su propia opinión y determine los pros y los contras de cada uno.

Antes de decidirse por algún estilo de vida o tipo de dieta en particular, siempre recomendaremos visitar a su médico o a un experto en la materia. Cada individuo tiene sus propias particularidades, por lo que, no necesariamente a cualquier persona le podrá sentar bien cualquier tipo de dieta o régimen alimenticio.

Capítulo 1: Le Permite Mantener Un Mayor Control Sobre Su Peso Corporal.

Si está interesado en este artículo porque está buscando formas efectivas de perder el peso que ha ganado en los últimos meses, tengo información útil para usted. Si bien es cierto que la dieta antiinflamatoria no fue creada ni practicada con este propósito, es innegable que esta dieta resultará en una serie de cambios corporales.

Los mecanismos internos que desencadenan procesos inflamatorios en su cuerpo son desencadenados por los alimentos y bebidas que consume. Si seguimos el sentido común con esta idea, es sólo cuestión de tiempo que tu imagen corporal cambie después de que decidas seleccionar mejor los alimentos de tu lista de la compra y modificar tu forma de comer.

A diferencia de otros hábitos alimentarios como el ayuno intermitente o el estilo de vida flexitariano, que pueden tener un impacto muy inmediato en quienes lo adoptan, los resultados son evidentes al cabo de unas semanas.

Aunque el objetivo principal de este artículo es crear las condiciones adecuadas que permitan al lector ser capaz de reconocer los signos de inflamación en el cuerpo (y gestionar el problema), es comprensible que existan preocupaciones individuales. Si tienes un kilo de más y te preocupa perderlo con un plan de alimentación, la dieta antiinflamatoria puede ayudarte en ese sentido. Imagine lo que experimentará al sustituir los alimentos procesados por sabrosos frutos secos. Este es sólo un ejemplo, sin embargo, también puede tener un gran tiempo con su dieta cuando se siguen las directrices de esta dieta en particular.

Estoy seguro de que es cierto. Yo, y miles de personas en varias naciones del mundo es un claro ejemplo de ello.

Capítulo 2: Consideraciones Nutricionales Especiales

La dieta vegana es ideal para construir salud. Sin embargo, como se mencionó en un capítulo anterior, todavía es posible que haya veganos con sobrepeso por consumir demasiadas calorías.

Los veganos también pueden ser poco saludables si no consumen suficientes nutrientes. Sin embargo, estos problemas se pueden resolver fácilmente reduciendo la ingesta calórica y preparando comidas más sanas y equilibradas.

Sin embargo, algunas personas tienen mayores problemas de salud. Algunas personas pueden usar la dieta vegana para recuperar su salud.

Aquí hay una lista de problemas de salud comunes y modificaciones de la dieta vegana para acomodarlos. Tenga en cuenta que, para empezar, la dieta vegana es una dieta saludable, lo que hace que estos cambios sean mucho más simples.

Hay dos tipos de diabetes. Tipo 2 , con la que la gente nace, y Tipo 2, que aparece durante la vida. La dieta vegetariana, especialmente la baja en grasas, es especialmente útil para las personas que tienen diabetes de tipo 2. Sin embargo, los enfermos de Tipo 2 también pueden beneficiarse.

Si te ciñes a los alimentos bajos en grasa, los granos enteros, las legumbres, las nueces, las semillas y muchas frutas y verduras, te ayudará a controlar tu condición de forma natural. También debes asegurarte de tomar la medicación que se supone que debes tomar. Cuando tu cuerpo no puede producir insulina o no la fabrica lo suficiente, no hay otra manera de que tu cuerpo la obtenga excepto con la medicina.

Capítulo 3: Enfermedades Del Sistema Circulatorio

Las enfermedades circulatorias, incluido el colesterol alto, la presión arterial alta y las enfermedades cardíacas, se benefician naturalmente de una dieta vegana. Esto se debe a su bajo contenido en grasas y colesterol. Además, si tiene presión arterial alta, puede ir un paso más allá limitando su consumo de sal.

Otro ejemplo en el que una dieta vegana sería beneficiosa para su salud y podría ayudar con estos problemas para algunas personas.

La dieta vegana es naturalmente baja en grasas. De hecho, debido a que no consume ningún producto cárnico, es baja en grasas saturadas y alta en las útiles grasas que provienen del aguacate, las nueces y las semillas, y varios aceites vegetales.

Sin embargo, hay algunas cosas que hay que tener en cuenta. Primero, mantente alejado de las grasas trans. En muchos sentidos, éstas son incluso peores para ti que las grasas saturadas. Además, es posible que necesites una pequeña cantidad de grasas saturadas en tu dieta. Puedes obtener lo que necesitas comiendo coco de vez en cuando. También puedes cocinar con aceite de coco, que puede sustituir a la mantequilla o la manteca de cerdo.

Si se adhiere a la dieta vegana como se debe seguir, naturalmente es baja en azúcar. Como con cualquier estilo de vida, existe la posibilidad de que te excedas. Su cuerpo requiere azúcar. Las frutas frescas y secas, así como el jarabe de arce, el jarabe de caña de azúcar y el jarabe de arroz son fuentes naturales.

Sin embargo, hay productos horneados y otras opciones azucaradas (como el chocolate vegano) que son tan adictivos como sus contrapartes no veganas. La moderación es crucial. Si desea adherirse a una dieta baja en azúcar, entrene a su cuerpo para que prefiera el azúcar en su estado natural, como el que se encuentra en la fruta, a los productos horneados.

Cocinar Con Poca Sal

La gente que sigue la dieta vegetariana es tan propensa a consumir demasiado sodio como cualquier otra persona. Seguida en su estado más puro, la dieta vegana es baja en sodio. Pero si se agarra el salero con demasiada frecuencia, esto podría afectar negativamente a tu salud.

Los alimentos empaquetados y procesados existen sin importar si eres vegetariano o no. También lo hace el salero. Evítalo, especialmente si tienes tendencia a retener líquidos o si tienes la presión arterial alta.

Sólo sigue la dieta vegetariana como lo harías normalmente, y sigue con los granos que no tienen gluten.

Como puedes ver, puedes adaptar fácilmente la dieta vegetariana para ayudar con una gran variedad de problemas de salud.

Capítulo 4: Consideraciones Para Las Precauciones De La Dieta Cetogénica Vegana

Tenga cuidado con la "gripe cetogénica": puede sentirse débil e irritable y sufrir dolores de cabeza, náuseas leves, confusión cognitiva y una falta general de motivación cuando comienza a reducir los carbohidratos. Este es un período de "desintoxicación", lo superarás.

Be mindful of your alcohol consumption. Many traditional carbohydrates, such as breads and pastas, absorb a great deal of liquid; without them, the effects of alcohol would be felt much faster. Therefore, use caution when consuming alcohol. Choose dry wines, sparkling wines, brandy, or vodka if you wish to consume a small amount of alcohol on the ketogenic diet.

Watch your salt consumption. On the ketogenic diet, you must consume an adequate amount of salt. On the ketogenic diet, you should consume 2 ,000 to 2,000 milligrammes of salt per day. During the "keto flu" phase, when your body rids itself of water and sodium, this is necessary. Although any salt will suffice, pink Himalayan salt is regarded as the best option.

Prepárate para las irregularidades intestinales. El consumo de una gran cantidad de grasa puede causar malestar digestivo temporal. Podría experimentar diarrea, estreñimiento, náuseas y otros problemas digestivos. Sin embargo, una vez que el cuerpo se "acostumbra a la grasa", estos problemas deberían desaparecer.

Quizás tengas mal aliento. El temido aliento cetónico es un fenómeno real. Su cuerpo ahora producirá cetonas, que ocurren naturalmente cuando se descomponen grandes cantidades de grasa y proteína. La inhalación provoca la liberación de moléculas de cetona, que tienen un olor ligeramente dulce. Por lo general, esto es más evidente al comienzo de una dieta. Mantén una buena higiene bucal, consume al menos dos litros de agua al día y abastécete de dulces sin azúcar.

Capítulo 5: Alimentos Con Las Recomendaciones Más Bajas Y Más Altas

Alimentos azucarados: refrescos, jugos de frutas, batidos endulzados, productos horneados, helados, dulces

Granos o almidones: todos los cereales, incluidos el trigo, el centeno, la avena, el amaranto, el arroz y los fideos, y cualquier producto elaborado a partir de estos cereales.

Verduras con almidón: patatas, maíz, calabaza, zanahorias, cualquier producto elaborado con estas

también se deben evitar las verduras

Frutas: se deben evitar todas las frutas, con la excepción de pequeñas porciones de bayas y limón.

Frijoles o legumbres: guisantes, frijoles, lentejas y garbanzos

Azúcar y edulcorantes: se debe evitar todo el azúcar, también se debe evitar el aspartamo y la sucralosa

Grasas y aceites procesados: limite la ingesta de aceites vegetales procesados como aceite de canola, aceite de cártamo, margarina, mezclas de mantequilla, mayonesa sin aceite de oliva y aceites de cocina.

Alcohol: muchos carbohidratos, previene la cetosis.

Alimentos dietéticos sin azúcar: estos afectan los niveles de cetonas en algunos casos

Nueces y semillas: almendras, nueces, macadamia, nueces de Brasil, linaza, semillas de calabaza, semillas de girasol, semillas de chía, pastas y mantequillas de semillas (con moderación)

Aceites saludables: aceite de oliva virgen extra, aceite de coco, aceite de aguacate

Aguacate: se puede comer solo o en salsas recién hechas como guacamole y salsa de aguacate. Cuando está en crema, el aguacate es una base excelente para salsas, batidos cetogénicos y postres.

Condimentos y salsas bajos en carbohidratos

Verduras bajas en carbohidratos: verduras de hoja verde, tomates, pimientos verdes, calabacín, cebollas, champiñones, hinojo, ajo, brócoli y coliflor.

Proteínas veganas: tofu, tempeh, natto y seitán (con moderación)

Coco: leche de coco, crema de coco y harina de coco

Hierbas y especias: sal, pimienta, albahaca, cayena, canela, cilantro, tomillo, cúrcuma.

Condimentos: vinagres, salsa y salsa de soja (con moderación)

Edulcorantes bajos en carbohidratos: la stevia, el xilitol y el eritritol están permitidos en

pequeñas cantidades

Quesos veganos y productos "lácteos" veganos

Algunas frutas: arándanos, moras, frambuesas, fresas, limones

Capítulo 6: Justificación Del Veganismo

Para mantener una relación saludable, es crucial entablar un diálogo abierto y respetuoso. Si eres vegano pero tu pareja no lo es, debes articular tus razones para adoptar esta forma de vida. Al explicar su elección, ayudará a su pareja a comprender completamente su personalidad, creando así un vínculo invaluable. Entre ambos.

Es fundamental tener en cuenta que así como tú quieres que tu pareja se muestre comprensiva respecto a tus elecciones, tú también tienes que ser comprensivo en la manera en la que te manifiestas.

Para hacer que la charla sobre tu adherencia al veganismo sea más fácil, compartimos algunas recomendaciones acerca de qué deberías hacer y qué deberías evitar al hablar con tu ser amado.

Sorprendentemente, no todo el mundo sabe en qué consiste el veganismo. Por esta razón, es una buena idea sostener una conversación con tu pareja en la cual le expliques las diferencias entre la alimentación vegana y la alimentación vegetariana, por nombrar tan solo un ejemplo.

Además, muchas personas creen que el veganismo se limita a la alimentación, y para cambiar esta perspectiva, tu pareja debe saber que es una filosofía de vida integral donde se busca evitar el consumo de productos que incurran en la crueldad animal.

Una de las mejores formas de lograr que tu pareja entienda por qué has decidido adoptar el veganismo es enumerar los motivos que te llevaron a hacerlo. Aunque cada historia de vida es personal, te recordamos algunas de las motivaciones principales para adoptar el veganismo:

Evitar el consumo de productos derivados de animales es la forma más efectiva de protestar contra la explotación y crueldad animal.

Una dieta vegana aumenta tu energía, mejora el aspecto de tu piel y previene la aparición de enfermedades como la obesidad, la diabetes y las enfermedades cardiovasculares.

Producir carne y otros productos derivados de animales impone una carga importante al medio ambiente, ya que se incurre en costos en la compra de cereales para alimentar a los animales y en la cantidad de agua requerida para producir carne o productos lácteos, entre otros factores. prácticas insostenibles.

La comida vegana es más sostenible que la comida omnívora porque su producción utiliza menos recursos ambientales; por lo tanto, adoptar este estilo de vida es una forma de rebelión contra un sistema alimentario desigual

que afecta a las personas más pobres del
mundo.

Capítulo 7: Mantenga Su Propio Punto Focal

En lugar de decir frases como "El vegetarianismo puede ayudarte a perder peso", concéntrate en tu experiencia personal. Entonces, puedes decir algo como "He perdido una cantidad significativa de peso desde que adopté una dieta vegana".

Al centrarse en su propia vida, su pareja será más receptiva a lo que tiene que decir y no se sentirá obligada a cambiar sus propios hábitos.Ahora ya sabes hacia dónde debes dirigir la conversación para que tu pareja entienda tu postura. Pero esto no es suficiente. Por eso, compartimos lo que NO debes hacer cuando le explicas a tu pareja por qué eres vegano:

Tu pareja puede tener muchas dudas sobre la alimentación vegana. Por ejemplo, quizá quiera saber cómo haces para obtener suficiente proteína en tu dieta. En lugar de tomar este tipo de preguntas como una ofensa o una falta de respeto, explica los productos que escoges y las diversas opciones veganas que has conocido.

Mantente positivo, no reactivo, y verás que esto generará una actitud positiva en tu pareja.

Así como a ti te puede molestar que tu pareja desconfíe de que obtengas suficiente proteína sin comer carne animal, tú no intentes abrumar a la otra persona con datos y más datos nutricionales.

No intentes imponer tu filosofía de vida. Tan solo limítate a explicarlo cuando sea oportuno y no como un sabelotodo.
No juzgues a tu pareja por elegir consumir productos de origen animal. Si lo hace, invitará a su pareja a evaluar sus decisiones. Además, juzgar a tu pareja hará que se ponga a la defensiva y haga comentarios potencialmente ofensivos sobre el estilo de vida vegano.

Obligar a tu pareja a hacerse vegano no logrará nada. Por el contrario, puede enfriar la relación. Predicar con el ejemplo es la forma más efectiva de activismo porque las acciones hablan más que las palabras.

Capítulo 8: Haciendo El Ajuste

Si está considerando cambiar a una dieta vegetariana, es probable que desee transmitir sus nuevos conocimientos nutricionales a su familia. De hecho, como padre, probablemente quiera asegurarse de que su familia reciba la mejor nutrición posible. También les ayuda a aprender por qué es importante comer sano.

Hacer el cambio con una familia puede ser difícil porque los niños están aún

más tentados por los diversos restaurantes de comida rápida y comerciales de bocadillos en la televisión. ¡Es muy difícil hacer que las verduras se vean bien sobre nuggets de pollo y un juguete gratis!

Debes modificar gradualmente tu alimentación y la de tu familia. Todo comienza en la tienda de comestibles. Compre manzanas, plátanos, zanahorias y otros bocadillos sabrosos en lugar de galletas. Sustituye el arroz integral por arroz blanco. Además, debe evitar las guarniciones procesadas. Reducir el consumo de carne gradualmente y aumentar el consumo de vegetales y granos. Si tienes niños pequeños, hacer este cambio es mucho más sencillo. Puedes enseñarles a una edad temprana que las aceitunas y los melocotones son deliciosos bocadillos y postres, respectivamente. Desarrollarán un gusto por estos alimentos y no se darán cuenta de la existencia de otros alimentos chatarra. Cuando sus hijos tengan la edad suficiente para asistir a la escuela y deban aprender a tomar decisiones saludables, enfrentará el mayor desafío.

La idea es cambiar gradualmente para que sea más fácil para usted y su familia. Muchos niños cambiarán simplemente porque les dices que están salvando la vida de los animales. Los niños son muy comprensivos y no es inusual que los niños se vuelvan vegetarianos por su propia cuenta simplemente porque no quieren comer animales.

Es posible que sus hijos no se den cuenta ahora, pero les está haciendo un gran favor que les durará toda la vida. La obesidad infantil está en niveles epidémicos en los EE. UU. Y usted preparará a sus hijos para un estilo de vida saludable enseñándoles cómo comer sano ahora.

Cazuela De Berenjenas

Ingredientes:

4 tomates pequeños

2 cucharada de perejil seco

1 taza de puré de tofu suave

6 cucharadas de pan rallado

2 taza de leche de soja

1 taza de crema de soja

4 berenjenas grandes

2 taza de tempeh, en rodajas

2 cebolla mediana

4 cucharadas de aceite

½ de cucharadita de pimienta

Preparación:

1. Engrase la bandeja con aceite. Precaliente el horno a 350 grados.
2. Pelar las berenjenas y cortarlas a lo largo en rodajas finas.
3. Ponga las rodajas de berenjena en la bandeja.
4. Pelar y cortar la cebolla y los tomates en rodajas finas.
5. Poner otra capa en la bandeja. Ponga las rebanadas tempeh por encima.
6. Combine las migas de pan con la leche de soja, el tofu, la crema de soja, el perejil y la pimienta en un tazón grande.
7. Batir bien hasta que la mezcla quede suave.
8. Vierta esta mezcla en la parte superior de la cazuela y hornear durante unos 40 minutos.

9. Cortar en 6 pedazos iguales y servir.

Tomate, zanahoria y coliflor sazonados con albahaca

Los ingredientes

4 cucharadas de mantequilla vegana sin sal

5-10 hojas de albahaca

4 zanahorias medianas, sin piel y picadas

4 tomates regulares, pelados, sin corazón y finamente picados

2 taza de florecillas de coliflor cortadas

Preparación

1. Pon las zanahorias en una sartén o cacerola.

2. Cubre y agrega el agua y deja hervir. Baja a fuego lento y cocina por 20 minutos, añade las flores de coliflor y cúbrelo, cocina por otros 10 a 15 minutos.

3. Mientras tanto, derrite la mantequilla vegana en una sartén aparte, luego tira los tomates y cocina a fuego medio hasta que estén blandos.

4. Retira la mezcla y añade la albahaca. Machaca la coliflor y las zanahorias con la salsa de tomate y aproximadamente ½ taza del líquido sobrante.

Tofu Al Limón

Ingredientes:

- 2 cucharadita de ralladura de limón
- 4 cucharadas de azúcar de coco
- 900 g de tofu, cortado en cubos
- 2 cucharada de polvo de arrurruz; tamari
- 1/2 de taza de zumo de limón

Direcciones:

1.   Cubrir los cubos de tofu con tamari.
2.   Rebozar con polvo de arrurruz.
3.   Dejar reposar durante 25 a 30 minutos
4.   Añadir el resto de los ingredientes a un bol, mezclar y reservar.
5.   Cocine el tofu en la freidora de aire a 250°C durante 20 minutos, agitando a mitad de camino.
6.   Poner el tofu en una sartén a fuego medio-alto.
7.   Incorpore la salsa.
8.   Cocer a fuego lento hasta que la salsa haya espesado.
9.   Servir con arroz o verduras.

Ensalada De Espárragos Y Remolacha

Ingredientes

4 puñados de hojas de lechuga mixta

1/2 de pepino, cortado en bastones
16 espárragos cortados

2 cucharada de aceite de oliva virgen extra

2 cucharada de vinagre balsámico

400 gr de remolacha cocida pelada, cortada en trozos del tamaño de un bocado

Preparación

1. Vierte el aceite de oliva y el vinagre en un bol pequeño, mezcla bien y añade la remolacha.
2. Reparte las hojas mixtas y el pepino en 4 platos.

3. Escalda los espárragos en una sartén con agua hirviendo durante 1-5 minutos, sácalos y repártelos en los dos platos.

4. Al final, añade la remolacha a los platos de la ensalada, vierte el aliño y mézclalo todo

5. . ¡Que aproveche!

Bruschetta De Tomate Especial

Ingredientes

- Sal y pimienta al gusto
- 2 cucharada. Aceite de oliva
- 2 cucharaditas. jugo de limón o vinagre balsámico
- 2 cucharadita. miel clara
- Hojas de albahaca para decorar

- 8 panecillos
- 8 dientes de ajo
- 4 cucharadas. Manteca
- 2 cucharada. Albahaca picada
- 8 tomates grandes
- 2 cucharada. Pasta de tomate
16 aceitunas negras, sin hueso y cortadas por la mitad
- 3 onza de queso mozzarella, rebanado

1. Coloque los rollos en la tabla de cortar y córtalos por la mitad.

2. Transfiera a un horno tostador y hornar para dorar y crujiente. Precaliente el horno a 350 grados Fahrenheit.

3. Coloque la mantequilla, ajo y albahaca picada en un tazón pequeño y revuelva hasta que se combinen.

4. Una vez los panecillos están tostados, vierta la mezcla de ajo en cada mitad.

5. Vierta agua hirviendo en un tazón grande, corte una pequeña cruz en la base de cada tomate y colocar en agua hirviendo.

6. Después de que los tomates se ablanden, retirar y pelar la pulpa de los tomates.

7. Una vez que se quita la carne, picar en pequeñas cuadrículas.

8. Vierta los tomates cortados en cubitos, el tomate al ritmo y las aceitunas en un tazón y se mezclen.

9. Vierta sobre los panecillos.

10. En un recipiente aparte, mezcle el aceite de oliva, el jugo de limón y la miel.

11. Llovizna mezcle sobre los panecillos cubiertos de tomate y coloque las rodajas de mozzarella livianas encima.

12. Espolvorear con sal y pimienta.

13. Coloque los panecillos en una bandeja para hornear y coloquelos en el horno.

14. Derretir el queso durante unos 1-5 minutos.

15. Transfiera los rollos a una fuente o bandeja y decore con hojas de albahaca.

Ensalada De Aguacate Y Naranjas

INGREDIENTES:

2 limón
4 cucharadas de aceite de oliva
2 yogur desnatado
2 ramita de cilantro Pimienta y sal

6 endibias
2 endibia roja
6 naranjas medianas
4 aguacates al punto
60 g de pasas sin hueso

1. Aquí tienes una deliciosa y
   refrescante ensalada de aguacate y
   naranjas, una receta vegetariana y

muy fácil de hacer, que solo requiere 25 a 30   minutos de preparación.

2. Una ensalada que, aunque no es muy ligera   todas sus grasas son saludables, y te aporta todo lo necesario para afrontar un día con energía.

Bolas De Arroz Onigiri

Ingredientes

- 2 cucharada de sal
- Cebolla frita (opcional)
- Alga nori (opcional)
- 4 tazas de arroz de grano corto o japonés
- 4 cucharadas de vinagre
- 2 cucharada de azúcar

Instrucciones

1. Lavar el arroz en un colador bajo un chorro de agua hasta que ésta salga clara. para conseguir la consistencia necesaria, es preciso disponer de arroz especial de tipo japonés, pero el de grano corto sirve igual.

2. Poner tanta agua como arroz en un cazo.

3. a continuación, poner a hervir al máximo hasta que el agua hirviendo esté a punto de salirse.

4. una vez llegados a este punto, apagar el fuego. en caso de quedar todavía agua, ponerlo al mínimo un poco más de tiempo.

5. una vez apagado el fuego, dejar reposar unos 20 minutos. durante todo el proceso de cocción y reposo

del arroz, preferiblemente la tapa no deberá ser retirada.

6. Una vez pasados los 20 minutos, retirar la tapa y dejarlo reposar de 10 a 20 minutos más.

7. Mientras tanto, poner a calentar una cucharadita rasa de sal y otra de azúcar en 1-5 cucharadas de vinagre, preferiblemente vinagre de arroz.

8. Una vez cocido el arroz, colocarlo en un cuenco. acto seguido hay que rociarlo con el sirope recién preparado.

9. mezclar poco a poco hasta que el arroz quede bien empapado de él.

10. si se desea, se puede abanicar el arroz durante este proceso, que hará que el arroz adquiera un característico aspecto brillante.

11. Una vez concluida la preparación del arroz, es el momento de darles

forma y añadirles el relleno o condimento.

12. para ello, se pone una cucharada de arroz sobre una mano mojada y el relleno en el centro de éste. a continuación, habrá de terminarse de formar la bola cubriendo por completo el relleno.

13. por último, se le da forma triangular.

14. es preciso presionar a conciencia la bola para que se quede bien compacta. una vez hecho esto, se puede colocar una pequeña lámina de nori debajo, cubriendo los 1-5 laterales verticales, que hará que sea más sencillo de manejar.

Pan Vegano De Romero Y Pasas

Ingredientes:

- 600 ml de agua tibia.
- 8 cda de azúcar morena.
- 4 cda de azúcar morena disuelta en 2 cucharada de agua.
- 250 g de uvas pasas.
- 120 ml de aceite de oliva.
- 100 g de romero en rama.
- 2 cda de hoja de romero picada dividido.
- 1200 g de harina de trigo.
- 6 cda de levadura de panadería.

1. mezclar la harina de trigo y la levadura en un bol grande, colocar agua tibia a medida que se va removiendo para homogeneizar la masa.

2. Por otro lado se debe sumergir las pasas en agua tibia, para hidratar, en un bol pequeño.

3. Calentar un poco de aceite en una sartén y colocar las ramitas de romero, inmediatamente apagar la llama.

4. Impregnar la masa con harina de trigo hasta que agarre consistencia y deje de pegarse a tus dedos, al inicio cuesta un poco, para eso se debe tener harina cerca para poder colocarle hasta llegar al punto.

5. Luego tapar dicho bol con una tela aproximadamente por una hora.

6. Retirar las ramas de romero de la sartén y escurrir las pasas del agua.

7. Colocar la masa sobre una encimera previamente enharinada, de la misma manera colocar las pasas, hojas de romero picadas, el azúcar y el aceite infusionado.

8. Colocarte harina en las manos e ir amasando.

9. Luego separar la masa en porciones que parezcan pelotas del tamaño de tu puño, colocar en una bandeja con separación de 10 cms entre ellos, previendo la distancia con el aumento de volumen en el horneado, realizar una marca sobre estos bollos, en su parte superior en forma de X. Tapar con una tela.

10.   Precalentar el horno a 250° C. Introducir dentro del horno y dejar

allí por unos 40 minutos o hasta que se vean lo suficientemente dorados.

11. Extraer del horno y colocar el jarabe de azúcar, sobre los panes mientras estén calientes.

12. Ya se pueden servir.

Brownies De Almendra Y Chocolate

Ingredientes:

* 2 taza de almendras picadas
* 2 cucharadita de esencia de vainilla
* 4 tazas de cualquier edulcorante granulado
* 2 cucharadita de bicarbonato de sodio
* 2 cucharadita de sal
* 6 huevos grandes
* 2 taza de harina de almendra
* 4 cucharadas de harina sin endulzar
* 8 onzas de chocolate negro
* 1 taza de aceite de coco derretido

Instrucciones:

1. Precalienta el horno a 450°F. 2. Forra una bandeja de hornear de 8x8 con papel pergamino.

2. Coloca el chocolate negro en un recipiente para microondas y cocínalo en el microondas durante 30 a 50 segundos.

3. Para derretir el aceite de coco, coloca el fondo del recipiente en un tazón de agua hirviendo.

4. Combina el aceite de coco derretido y el chocolate derretido en un tazón. Revuelve suavemente hasta que se combinen.

5. Deja a un lado y deja enfriar hasta que esté tibio antes de agregar los huevos.

6. En un recipiente hondo, combina el cacao en polvo, el edulcorante, el

bicarbonato de sodio, la sal y la harina de almendras.

7. Revuelve hasta que se incorpore.

8. Añade los huevos de uno en uno a la mezcla de harina.

9. Añada la esencia de vainilla a la mezcla de harina.

10. Pon en marcha la batidora de mano a fuego lento y mézclala hasta que esté combinada.

11. Vierte la mezcla de chocolate en la masa. Mezcla durante 1-5 minuto.

12. Añade las almendras. Revuelve a mano para incorporar.

13. Vierte la masa en un plato para hornear.

14. Hornea durante 45 a 50 minutos.

15. Una vez cocido, deja enfriar al menos 60 minutos antes de cortar.

16. Sirve.

Tallarines Chinos Con Vegetales Surtidos

- 4 cucharadas. Vino de arroz

- 2 cucharadita. sal

- 2 cucharadita. azúcar

- 2 cucharadita. Harina de maíz

- 2 taza de caldo de verduras

- 4 cucharadas. Salsa de soja

TALLARINES

- ½ de taza de champiñones, en rodajas finas

- Paquete de 500 g de Pak Choi, en rodajas

- 1 taza de brotes de soja

- 4 zanahorias, cortadas en palitos de fósforo

- 20 oz. fideos de huevo

Salteado de vegetales

- 6 cucharadas. Aceite de girasol

- 2 diente de ajo, finamente picado

- 2 pulgada de raíz de jengibre fresca, rallada

- 4 chalotes finamente picados

1. En un tazón mediano, disuelva la harina de maíz con una pequeña

cantidad de caldo de verduras en agua caliente.

2. Una vez disuelto, vierta la salsa de soja, el vino de arroz, la sal y el azúcar.

3. Batir hasta que esté bien combinado o hasta que el azúcar se disuelva.

4. Ponga a hervir una olla grande de agua y agregue los fideos.

5. Cocine hasta que esté tierno.

6. Transfiera a un colador, escurra adecuadamente y coloque en una olla.

7. Reservar y mantener caliente hasta que esté listo para servir.

8. Coloque un wok o sartén grande a fuego medio-alto y agregue aceite de girasol.

9. Una vez que se caliente el aceite, agregue el ajo picado, la raíz de jengibre y las chalotas.

10. Deje sofreír durante unos segundos.

11. Agregue los champiñones, el pak choi, los brotes de soja y las zanahorias y saltee durante 5 a 10 minutos.

12. Rocíe la salsa y continúe salteando hasta que la salsa espese.

13. Divida los fideos en platos para servir separados y cubra con la mezcla de verduras.

Ensalada De Papas, Remolacha Y Aguacate

- Medio aguacate

- Un puñado de anacardos

- Aceite, sal y pimienta

- 4 papas medianas cocidas

- 2 remolacha cocida

- ½ de col lombarda

1. Troceamos todos los ingredientes, mezclamos y aliñamos al gusto.
2. Una opción perfecta para una ensalada consistente y completa.
3. Podemos añadir también semillas de chía o cáñamo.

Pan De Champiñones A La Crème

- 2 cucharadita de pasta de tomate
- 2 cucharada de pimentón en polvo (rosa fuerte)
- 500 ml de caldo de verduras clásico
- 2 00 ml de crema de soja
- 2 00 g de cebolla perla 1 traste cebollino
- 4 tallos de salvia
- 500 g de champiñones
- 150 g de hongos ostra
- 150 g de setas shiitake
- 4 dientes de ajo
- 2 cebolla pequeña
- 2 ½ cucharada de aceite de colza
- sal
- pimienta

preparación

1. Limpiar los champiñones con el cepillo y cortar por la mitad o un cuarto según el tamaño.

2. A continuación, pelar el ajo y la cebolla y picarlos finamente o en dados.

3. Freír los champiñones en una sartén grande sin grasa durante unos 80 a 90 minutos, dándoles vuelta con frecuencia.

4. Vierta el aceite, agregue la cebolla y el ajo y fría por otros 1-5 minutos.

5. Poner la pasta de tomate en la sartén y sofreír brevemente.

6. Esparcir pimentón en polvo. Vierta el caldo y la crema de soja.

7. Poner las cebolletas en la sartén, llevar a ebullición y cocinar tapado a fuego medio durante 5-10 minutos.

8. Lavar las cebolletas y la salvia y agitar para secar, arrancar las hojas de salvia.

9. Cortar las cebolletas en rollitos, picar la salvia y añadir ambos a la salsa. Sal, pimienta y sirve la sartén de champiñones caliente.

Tazas De Avena, Azúcar, Nuez Y Azúcar Morena

- 1/2 de taza de nueces tostadas picadas o almendras o nueces

- 1 taza de fresas o frambuesas picadas frescas, o moras o arándanos

- 1 cucharadita de sal

- 6 cucharadas de azúcar morena envasada

- 1 cucharadita de canela molida

- 1-2 tazas de agua

- 2 taza de avena enrollada regular

- 1 cucharada de mantequilla vegana

- 1/2 de taza de arándanos secos o pasas o cerezas de tarta o albaricoques o dátiles

1.   Agregue agua, avena y sal en una cacerola.

2.   Coloque la cacerola a fuego medio.

3.   Revuelva de vez en cuando durante 10 minutos.

4.   Apaga el fuego.

5.   Transfiera en un tazón. Agregue el azúcar morena, la canela y la mantequilla vegana y mezcle bien.

6.   Cubrir y refrigerar durante 5-6 horas.

7.   Divida la mezcla de avena fría en 12 tazas de magdalenas.

8.   Dispersa bayas y frutos secos en la parte superior y presiona para adherirte.

9.   Cubra las tazas con una envoltura de plástico y congele durante 5-10 horas.

10.   Retirar del congelador y colocar en la encimera durante 10 minutos.

11.   Pasa un cuchillo alrededor de los bordes y retira las tazas de avena.

12.   Envuelva cada taza en papel seguro congelador.

13.   Colocar en un recipiente seguro para el congelador.

14.   Congele hasta que lo use.

15.   Para servir: Saque tantas tazas de avena como sea necesario.

16.   Desenvuelva y colóquelo en un recipiente seguro para microondas. Microondas en alto durante 1-5 minutos.

17.   Sirva con coberturas y leche de su elección si lo desea.

www.ingramcontent.com/pod-product-compliance
Lightning Source LLC
Chambersburg PA
CBHW060651030426
42337CB00017B/2549